DU
PRONOSTIC DE L'ALBUMINURIE

SURVENANT POUR LA PREMIÈRE FOIS

CHEZ UNE MULTIPARE

PAR

LE DOCTEUR J.-B. CAILLARD

ANCIEN EXTERNE DES HOPITAUX DE PARIS
ET DE LA CLINIQUE D'ACCOUCHEMENTS DE LA FACULTÉ (BAUDELOCQUE)

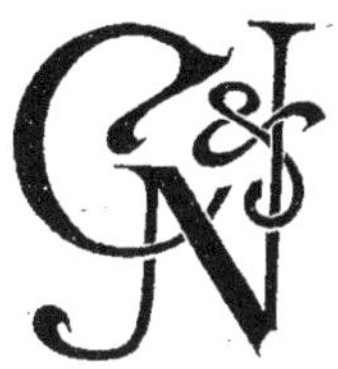

PARIS

GEORGES CARRÉ ET C. NAUD, ÉDITEURS
3, Rue Racine, 3
—
1897

DU
PRONOSTIC DE L'ALBUMINURIE

SURVENANT POUR LA PREMIÈRE FOIS

CHEZ UNE MULTIPARE

PAR

LE DOCTEUR J.-B. CAILLARD

ANCIEN EXTERNE DES HOPITAUX DE PARIS
ET DE LA CLINIQUE D'ACCOUCHEMENTS DE LA FACULTÉ (BAUDELOCQUE)

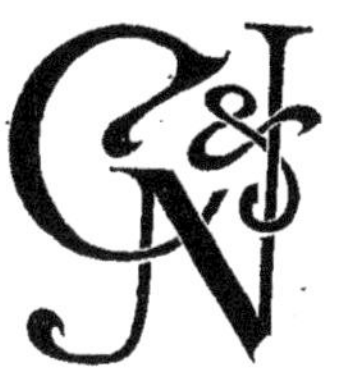

PARIS

GEORGES CARRÉ ET C. NAUD, ÉDITEURS

3, Rue Racine, 3

—

1897

A MES PARENTS

A MES AMIS

A MES MAITRES

A MON PRÉSIDENT DE THÈSE

MONSIEUR LE PROFESSEUR PINARD

CHEVALIER DE LA LÉGION D'HONNEUR
MEMBRE DE L'ACADÉMIE DE MÉDECINE

AVANT-PROPOS

Nous nous proposons d'étudier, dans notre thèse, le pronostic de l'albuminurie survenant pour la première fois chez les multipares.

Pendant notre année d'externat à la clinique Baudelocque, il nous a été permis de voir un certain nombre de ces femmes. Leurs observations et surtout les remarques que faisait à leur sujet M. le professeur Pinard, les conseils qu'il nous donnait, nous guideront dans notre travail. Les mémoires, communications et thèses les plus récents seront aussi mis par nous à contribution.

Le pronostic de l'albuminurie gravidique doit être fait pour la mère et pour l'enfant, pour le temps de la grossesse et pour l'avenir.

Nous en trouverons les éléments dans ce que nous savons de l'albuminurie en général, de l'albuminurie gravidique en particulier, de sa signification et de ses causes, des complications qu'elle peut faire redouter pour la grossesse, de l'action enfin que, par le traitement, nous pouvons avoir sur ces complications et sur leurs causes.

Mais, avant d'aborder notre sujet, ce nous est un devoir de dire notre gratitude à tous nos maîtres des Hôpitaux et de l'Ecole.

Nous remercions particulièrement ceux dont nous eûmes l'honneur d'être externe : M. le docteur Jules Simon, aux Enfants-Malades, et M. le professeur-agrégé Nélaton, à Saint-Louis.

M. le professeur Pinard, pendant notre externat dans son service, comme depuis lors, nous donna souvent des marques de sa bienveillance. C'est sur ses conseils que nous avons choisi le sujet de notre thèse ; il a bien voulu nous faire l'honneur de la présider : Que notre cher maître nous permette de lui exprimer notre profond respect et notre sincère reconnaissance.

M. Bouffe de Saint-Blaise, ancien chef de clinique, et M. Baudron, chef de clinique à Baudelocque, se montrèrent toujours très aimables pour nous.

M. le docteur Le Clerc, ancien interne des hôpitaux, fut notre premier maître d'anatomie au collège de Saint-Lô et, depuis lors, il n'a cessé de nous marquer [le plus vif intérêt.

M. le docteur Larger, de Maisons-Laffitte, chevalier de la Légion d'honneur, et M. le docteur Launois, médecin des hôpitaux, nous témoignèrent toujours une grande bienveillance.

M. le docteur Dubois, de Maisons-Laffitte, voulut bien se mettre à notre disposition pour la révision de nos observations :

A tous et à chacun, merci de tout cœur.

INTRODUCTION

L'albuminurie est un trouble de la sécrétion urinaire caractérisé par la présence de l'albumine dans les urines : c'est un fait anormal, pathologique, et généralement on regarde ce fait comme un indice de néphrite, comme un signe avant-coureur de toxémie par insuffisance rénale.

On a dit, il est vrai, que l'albumine était un élément de l'urine normale, que sa présence, du moins, était parfois compatible avec un état de santé parfaite. Il en serait ainsi des albuminuries dites physiologiques, albuminuries intermittentes, transitoires, ordinairement peu intenses, albuminuries *a minima* que l'on a qualifiées de musculaires, alimentaires, posturales, nerveuses, indiquant bien par là dans quelles conditions elles se produisent.

Mais, comme le remarquent MM. Talamon et Arnozan, ces conditions ne sont-elles pas les mêmes qui font varier l'intensité des albuminuries pathologiques, et la distinction que l'on veut établir entre ces deux sortes d'albuminuries, physiologiques et pathologiques, n'est-elle pas seulement une question de degré ? Les albuminuries *a minima* ne sont-elles pas l'expression d'une lésion rénale minime peut-être, réelle quand même et capable de s'aggraver sous l'influence de causes les plus diverses ? Les albu minuries physiologiques ne signifient-elles pas que déjà le rein est en état de moindre résistance, plus apte, par conséquent, à subir l'action des causes morbides ? N'indiquent-elles pas, comme les albuminuries pathologiques, ou bien une altération du sang, ou bien un trouble vasculaire ou nutritif au niveau dn rein ? Car telles sont les théories qui se proposent d'expliquer la présence de l'albumine dans les urines pathologiques.

——

CHAPITRE I

PATHOGÉNIE

——

I. *Pathogénie de l'albuminurie en général*

Théorie dyscrasique. — A l'état normal, et si l'on s'en tient à la théorie de Ludwig sur la sécrétion urinaire, l'albumine ne traverse pas le filtre rénal. Mais, comme Ludwig l'a dit lui-même : « Les reins ne peuvent empêcher le passage de l'albumine dans les urines qu'aussi longtemps que le sang possède sa composition normale ». La cause première de l'albuminurie pourrait donc se trouver dans un trouble hématique ou dyscrasique. C'est la théorie de Bright et de Graves, celle que Valentin, en 1837, exprimait ainsi : « La cause du passage de l'albumine dans les urines doit être recherchée d'abord dans le sang ». Et Jaccoud, en 1860 : « L'albuminurie reconnaît pour cause une déviation du type normal des mouvements nutritifs; cette déviation consiste en une altération passagère ou durable dans les phénomènes d'assimiliation et

de désassimilation des matières albuminoïdes du sang. »
Ces matières albuminoïdes sont de leur nature essentiel-
lement instables et mobiles. Sous les influences les plus
diverses, (diminution des sels du plasma, augmentation de
l'acide carbonique, destruction plus grande des hématies,
etc.), elles éprouvent « une altération moléculaire qui peut
être indéfinissable chimiquement parlant, » (Dieulafoy), mais
qui modifie leurs propriétés physiques et biologiques,
augmente leur diffusibilité et les rend inassimilables ; et,
« ne pouvant plus être ni assimilées ni brûlées, elles sont
éliminées comme une matière excrémentitielle étrangère à
l'organisme ».

Théorie vasculaire. — A côté de cette théorie vient s'en
placer une autre, la théorie mécanique ou vasculaire, à
laquelle se rattache, d'une façon indirecte, la théorie ner-
veuse. Pour ses partisans, l'albuminurie implique une
modification aux conditions physiques de la circulation
rénale.

On a d'abord incriminé l'excès de tension artérielle et,
suivant le mot de Peter, l'albuminurie ne serait que de la
sérumurie.

On accorde plus d'importance aujourd'hui au ralen-
tissement du courant sanguin, à la stase sanguine au
niveau des capillaires du rein, et, par suite, à la moindre
oxygénation du sang à leur niveau.

Cette théorie ainsi comprise nous semble pouvoir se
ramener à la précédente. L'une et l'autre supposent une
altération du sang, altération générale dans la première,
plutôt locale dans la seconde, et cette altération devient

la cause première de l'albuminurie. La lésion rénale, la néphrite peut ensuite se produire du fait de cette albuminurie ; elle est alors toute secondaire ; elle est un effet, non une cause.

Théorie lésionelle. — Dans la théorie lésionelle, au contraire, la néphrite est primitive et c'est elle qui produit l'albuminurie. La membrane glomérulaire enflammée laisse passer le sérum du sang en nature, il y a *sérumurie* ; ou bien, suivant l'interprétation proposée par M. Arnozan, elle ne laisse rien passer du tout et l'albumine n'est que le produit des sécrétions plastiques de la membrane elle-même.

Nous ne saurions apprécier la valeur de cette interprétation ; cependant c'est elle qui nous semble expliquer le mieux les troubles divers qui accompagnent ordinairement l'albuminurie, troubles qui sont dus à la rétention dans le sang de produits normalement excrétés par l'urine.

Expérimentalement, les conditions dyscrasiques, vasculaires ou lésionelles que nous venons de signaler peuvent se rencontrer isolées. Cliniquement, du moins quand l'albuminurie a présenté quelque durée, les faits n'ont plus toujours cette simplicité. Aussi bien, l'on comprendrait difficilement qu'une altération du sang, pourvu que prolongée, pût ne pas influer sur la vitalité des éléments organiques et ne pas déterminer des lésions des organes.

Dans le cas qui nous occupe, la théorie lésionelle ou rénale de l'albuminurie devient ainsi l'aboutissant logique des autres théories, comme, dans la réalité, l'albuminurie de néphrite est souvent le terme des autres albuminuries, méçaniques ou dyscrasiques. De toutes les albuminuries, si peu grave que paraisse leur pronostic immédiat, « il n'en est pas une qui ne puisse être l'avant-coureur d'un mal incurable ». (Jaccoud).

II. *Pathogénie de l'albuminurie gravidique*

Si nous étudions maintenant l'albuminurie des femmes enceintes, nous retrouvons les causes et les théories que nous venons de signaler.

Théorie vasculaire. — La théorie vasculaire a pour elle le volume plus grand de la masse du sang au cours de la grossesse. (Andral, Gavarret, Becquerel). Le rein alors est particulièrement hyperémié, congestionné de par ses rapports physiologiques avec l'utérus (fait mis en lumière par Becquerel) ; aussi de par la suractivité fonctionnelle qu'il doit avoir. « La femme enceinte fait de l'uropoïèse pour deux. Tandis que la femme à l'état normal élimine 22 à 24 grammes d'urée, Quinquaud a démontré que la femme grosse en élimine de 30 à 38. Si elle fait ainsi plus d'urée dans les vingt-quatre heures, elle doit avoir un travail excréteur plus considérable, c'est-à-dire que plus de sang traverse le filtre rénal et qu'il y a hyperémie fonctionnelle exagérée. Mais, qui dit plus de sang dans l'organe, dit plus de pression vasculaire ; qui dit plus de pression vasculaire, dit filtration possible, aveugle, insensée du sérum du sang, voir même du sang en nature, phénomène qu'on appelle proprement albuminurie et qui n'est que la *sérumurie* ». (Peter).

Si, dans la genèse de l'albuminurie, l'on n'accorde plus

aujourd'hui un rôle si considérable à la pression vasculaire
exagérée, on peut invoquer, quand arrive le terme de la
grossesse, une gêne à la circulation veineuse du rein,
gêne qui est due à l'excès de volume de l'utérus et qui
croît encore par les contractions du travail.

Théorie dyscrasique. — D'autre part, si la masse du sang
est accrue, ses éléments solides sont en moindre quantité,
sa teneur en hémoglobine est plus faible, et plus faible par
suite est son pouvoir hématosique. Aussi les combustions
organiques se font mal, et les déchets de ces combustions,
du seul fait de la mère, sont accrus d'autant. Que l'on joigne
à ces déchets ceux de la désassimilation fœtale, et l'on
comprendra combien doit se faire active l'élimination de
tous ces produits chez la femme enceinte.

Théorie lésionelle. — Mais le rein, mal nourri par un
sang appauvri, se présente en des conditions peu favorables au travail exagéré qui lui est ainsi demandé ; il est,
au contraire, tout préparé à subir l'action néfaste de tout
ce qui viendra l'irriter. Or, nous le savons par les expériences de Gaucher, « tous les déchets de la désassimilation, quand ils sont en excès dans la circulation, peuvent
provoquer une néphrite par leur passage même à travers
le rein », peuvent, par conséquent, donner de l'albuminurie.

Cette théorie de l'albuminurie, suite de néphrite, est
aujourd'hui la plus communément admise.

Veut-on, d'ailleurs, que cette albuminurie existe pri-
mitivement, en l'absence de toute lésion rénale ; par son
passage même à travers le rein, l'albumine jouera le rôle

de corps irritant, et une néphrite pourra se produire secondairement.

Mais, si le rein est lésé, sa fonction se fera mal, son travail d'élimination sera insuffisant; les produits non éliminés qui sont des poisons, (comme il résulte des recherches et expériences de M. Bouchard), s'accumuleront dans le sang, il y aura toxémie.

La fonction insuffisante du rein gravidique, en effet, ne saurait être compensée par celle des autres organes excréteurs. Normalement, le rein est aidé, pour la défense de l'économie, de tous ces organes, du foie en particulier. Le rein élimine les toxines, le foie les détruit et les élimine aussi par la bile. « Il existe, au point de vue physiologique, un balancement harmonieux de fonctions entre le foie destructeur de poisons et le rein éliminateur de ces mêmes poisons. Avec un rein atteint, si le foie fonctionne très activement, pas d'accidents.» (Dujardin-Baumetz). Mais, pendant la grossesse, le foie comme le rein est placé en des conditions défavorables d'hyperémie et de nutrition défectueuse. Il aurait peine, dès lors, à fournir un excès de travail suffisant à compenser l'élimination insuffisante du rein.

Théorie hépatique de l'albuminurie. — Il est, d'ailleurs, une théorie pour laquelle l'albuminurie gravidique serait due à une néphrite d'origine hépatique. Tibone n'admet pas cette origine, mais Massen en est partisan, et les expériences de la suppression fonctionnelle du foie ou de la fistule d'Eck, semblent donner quelque valeur à son opinion. Les lésions anatomo-pathologiques constatées chez les éclamptiques, — et les albuminuriques sont toutes des éclamptiques en puissance —, nous paraissent aussi et plus constantes et plus accusées au niveau du foie qu'au niveau des reins.

Que la lésion rénale soit primitive ou secondaire à une lésion hépatique, que ces deux lésions soient produites dans le même temps par une même cause, cela importe peu en pratique ; quand il y a toxémie, il y a insuffisance et du foie et du rein, et nous pouvons dire, avec M. le professeur Pinard : « Si nous ne connaissons pas encore d'une façon précise le mécanisme suivant lequel le passage de l'albumine se fait dans l'urine des femmes enceintes, si nous ignorons quelle est cette albumine et si elle est toujours la même chez toutes les femmes, si nous ne sommes guère plus renseignés sur la nature et le nombre des poisons qui déterminent les accès convulsifs, nous sommes, par contre, certains que, pendant la grossesse, il se produit une auto-intoxication du sang, une toxémie par rétention, ou bien plutôt par insuffisance des organes chargés de détruire ou d'éliminer ces poisons ».

Cette insuffisance du foie et du rein ne saurait s'expliquer que par une lésion de ces mêmes organes, et telle est finalement la signification possible de toute albuminurie de la grossesse : une lésion hépatique et rénale, lésion qui pourra être transitoire ou permanente, curable ou incurable.

Ces caractères seront aussi ceux de l'insuffisance fonctionnelle, suite de la lésion ; aussi ceux de l'albuminurie, symptôme de la lésion, et c'est sur eux que l'on devra fonder le pronostic de cette albuminurie.

III. *Etiologie de l'albuminurie survenant pour la première fois chez une multipare.*

Si, pour le pronostic immédiat, il nous suffit de connaître les complications que l'albuminurie peut faire redouter au cours de la grossesse, il nous faut, pour le pronostic éloigné, estimer à l'avance les chances plus ou moins grandes que la lésion causale a d'être durable, de passer à la chronicité.

Une lésion a d'autant plus chances d'être durable que sa cause s'est exercée plus longtemps, que cette cause aussi s'est exercée dans un terrain déjà préparé, sur un organe en état de moindre résistance.

Mais, ne sont-ce pas là des conditions que l'on rencontre particulièrement, que l'on peut invoquer du moins, dans l'albuminurie survenant pour la première fois chez une multipare?

Pourquoi cette femme est-elle albuminurique, si elle ne l'a pas été dans une première grossesse?

Son albuminerie peut sans doute, dans la grossesse actuelle, se rattacher à la présence de caractères intrinsèques qui n'existaient pas dans la ou les grossesses antérieures. C'est ainsi que nous serions disposés à expliquer, par la grossesse gémellaire, ou la grossesse triple, l'albuminurie des femmes qui font l'objet de nos observations V et XXI.

L'albuminurie peut encore être liée à l'existence de conditions signalées, au début de notre travail, comme facteurs d'albuminuries dites physiologiques ; mais, comme nous l'avons dit alors, toutes transitoires et si peu graves que paraissent ces albuminuries, n'indiquent-elles pas déjà une lésion organique ou, du moins, des organes en puissance de lésion ? N'est-ce pas une preuve que la grossesse actuelle ne se fait plus dans les mêmes conditions que la ou les grossesses précédentes ?

Quand l'albuminurie est précoce, quand elle est persistante et qu'elle s'accompagne d'autres signes de toxémie, nous pensons qu'il faut en rapporter l'origine à une déchéance organique, à une lésion déjà acquise ou seulement à un état de moindre résistance du foie et du rein.

Cette déchéance organique peut être le fait de grossesses antérieures qui, sans léser, à proprement parler, le rein et le foie, les ont surmenés et mis en état de moindre résistance.

Elle peut être le fait de maladies infectieuses qui ont évolué dans l'intervalle des deux grossesses, de la grossesse actuelle et de la précédente. Obs. IV et X.

Enfin, la grossesse peut se passer dans des conditions d'hygiène défectueuse, de misère physiologique plus ou moins apparente jusqu'à la grossesse actuelle et que l'on peut rattacher au surmenage physique, à des intoxications lentes, comme l'intoxication par l'alcool.

Ces conditions étiologiques se rencontrent dans plusieurs de nos observations ; elles sont favorables à la persistance de l'albuminurie ; elles nous permettent d'appliquer aux multipares albuminuriques pour la première fois ce que M. Varnier disait de l'albuminurie des multipares en général : « Lorsqu'on rencontre de l'albumine

C. 2

dans les urines d'uue multipare, on doit songer immédiatement à l'existence d'une lésion rénale préexistant à la
grossesse et prévoir la persistance de l'albuminerie après
l'acccouchement. »

Or, s'il est vrai « que l'albuminurie persistante est une
curiosité physiologique encore inexpliquée » (Jaccoud),
s'il est vrai aussi que cette albuminurie « est le signe
avant-coureur d'un mal trop souvent incurable », nous
voyons, dès maintenant, quel devra être le pronostic de
l'albuminurie survenant pour la première fois chez une
multipare.

Chapitre ii

PRONOSTIC POUR LA MÈRE

I. — *Pronostic de la toxémie gravidique en général,*

Le pronostic de l'albuminurie, chez une multipare comme chez une primipare, se confond avec celui de la toxémie gravidique.

Cette toxémie peut être transitoire ou prolongée. Toujours grave dans le premier cas par les accidents qu'elle peut faire éclater brusquement, elle n'implique pas, cependant, un avenir à jamais compromis. Les lésions qui la déterminent, plus étendues que profondes, ne sont pas fatalement incurables.

. Dans le second cas ,au contraire, si le pronostic immédiat paraît moins grave, le pronostic de l'avenir est plus sombre. La toxémie alors est l'indice presque certain d'une lésion incurable qui ne saurait que s'aggraver sous l'influence de nouvelles grossesses.

Nous verrons bientôt quels sont les accidents que peut amener l'auto-intoxication gravidique, et par des statistiques récentes nous montrerons la gravité de chacun d'eux.

Nous pouvons dès maintenant estimer à l'avance les chances qu'ils ont de se produire avec leur plus ou moins grande intensité probable.

Ce pronostic d'ensemble doit se fonder sur la gravité de la toxémie : Plus la toxémie sera grave et plus ses effets le seront aussi.

La gravité de la toxémie peut s'évaluer scientifiquement, mathématiquement presque, par l'étude de la toxicité du sérum sanguin. Les expériences de MM. Tarnier et Chambrelent nous apprennent que chez les éclamptiques, — nous pourrions dire chez toutes les albuminuriques, — cette toxicité est accrue, et qu'elle l'est d'autant plus que les accès convulsifs sont plus sévères.

Mais c'est là un travail de laboratoire souvent incompatible avec les exigences de la pratique ; au risque d'être moins précis, il nous faut établir le pronostic sur d'autres éléments.

Nous pouvons d'abord nous servir du dosage de l'albumine par le réactif d'Esbach. Toutefois, la proportion plus ou moins grande de l'albumine ne saurait nous renseigner toujours exactement sur la gravité de la toxémie.

Le danger n'est pas en effet dans ce qui sort de l'économie, il est dans ce qui reste, c'est-à-dire dans les poisons non éliminés, et le rapport n'est pas toujours constant entre ces deux ordres de phénomènes.

Plus importante est la connaissance de la quantité de l'urine et de sa densité.

La présence aussi ou l'absence de certains signes cliniques nous dira si nous devons ou non redouter la plus grave des manifestations de la toxémie gravidique, l'é-clampsie. D'après Chaussier, une albuminurique qui ne présente pas l'un des signes suivants, céphalalgie, troubles de la vue, douleur épigastrique, n'est pas en imminence d'éclampsie.

Pour l'avenir, le microscope et le laboratoire seraient aussi les meilleurs témoins de l'état du foie et du rein. L'étude de la toxicité du sérum et de l'urine nous indiqueraient si la toxémie persiste toujours ; l'analyse de l'urée contenue dans l'urine et dans le sang nous renseignerait sur l'état du foie ; la présence ou l'absence de cylindres rénaux, sur l'état du rein. Il faudrait aussi rechercher dans l'urine, d'après certains auteurs, l'albumine-sérine après s'être débarrassé de la globuline par le procédé d'Hammarsten. La globuline, Jaccoud le disait après Saundby et Heynsius, est sans valeur séméiologique aucune, quant à l'état des reins ; la sérine seule indique une lésion rénale.

Pratiquement, on pourra fonder son pronostic, d'une part sur la durée plus ou moins longue de l'albuminurie, d'autre part sur sa disparition plus ou moins rapide ou sur sa persistance quand la cause morbide ne s'exercera plus, quand la grossesse sera terminée.

II. *Pronostic pour chacune des manifestations de la toxémie.*

Il n'entre pas dans notre travail de décrire les divers accidents de la toxémie gravidique ; nous ne ferons donc que les signaler en indiquant le pronostic de chacun d'eux.

Ces accidents, nous l'avons dit, seront plus ou moins graves selon que la toxémie elle-même sera plus ou moins intense ; pour une égale toxémie, leurs caractères seront absolument les mêmes chez toutes les albuminuriques.

Ptyalisme. Vomissements. — C'est d'abord le ptyalisme et les vomissements si fréquents au début de la grossesse. Ordinairement plus incommodes que graves, ils peuvent quelquefois présenter une gravité insolite, et les vomissements, en particulier, devenir incoercibles. Ces phénomènes diversement expliqués, ne seraient souvent, pour M. le professeur Pinard, que les symptômes d'une auto-intoxication gravidique. Et de fait, Marduel et Lindmann ont signalé, chez des femmes mortes de vomissements incoercibles, des lésions du foie, (il en existe toujours dans l'éclampsie) et des lésions de névrite qui pourraient s'expliquer par l'auto-intoxication.

Œdème. — L'albuminurie s'accompagne souvent aussi d'œdèmes très divers, œdèmes des membres inférieurs, de la paroi abdominale, des paupières, œdèmes des viscères. Au point de vue obstétrical, signalons surtout l'œdème vulvaire. Ce peut être une cause de dystocie ; en tous cas, il expose la femme à des lésions d'autant plus graves que c'est une porte de plus ouverte à l'infection et que les plaies, chez les albuminuriques, restent facilement saignantes.

Infection. — Mᵉ Lachapelle avait remarqué déjà combien les éclamptiques étaient exposées à l'infection. « Les éclamptiques sont sensibles à l'absorption des moindres doses des agents pathogènes les moins virulents... et la septicémie trouve chez elles un terrain remarquablement favorable à un développement rapide » (Varnier). Pour 7 cas de mort observés, chez 53 éclamptiques, M. Varnier en rapporte 3 à la septicémie.

Villa aussi signale cette prédisposition des éclamptiques à l'infection puerpérale, mais il ajoute qu'elle peut être combattue par une bonne antisepsie. Il ne faut pas l'oublier, toutefois, l'albuminurique, de par l'état de son rein et de son foie, pourrait faire de l'accumulation médicamenteuse, ce qui serait un autre danger. On sera donc prudent dans le choix des antiseptiques, et, si une formule pouvait exprimer la meilleure conduite à tenir, ce serait, il nous semble : beaucoup d'antisepsie pour les personnes qui soignent l'albuminurique; surtout de l'asepsie pour elle.

Hémorrhagies. -- La femme albuminurique est exposée à des hémorrhagies diverses. En ce qui touche l'organe de la gestation, des hémorrhagies sans danger pour la mère peuvent tuer l'enfant ou, tout au moins, diminuer son champ de nutrition : ce sont les hémorrhagies intra-cotylédonaires du placenta. D'autres peuvent aussi être graves pour la mère : ce sont les hémorrhagies rétro-placentaires, graves surtout quand le sang parvient à sortir de l'utérus. Enfin, il faut prendre garde aux hémorrhagies de la délivrance ; elles seraient plus fréquentes dans l'albuminurie qu'en toute autre circonstance.

Accouchement prématuré. — Avortements. — C'est aux hémorrhagies placentaires qu'il faut sans doute attribuer les accouchements prématurés et les avortements que l'on remarque si souvent dans l'albuminurie.

D'après Fehling l'albuminurie se montre dans 6 0/0 des cas de grossesse, aussi souvent chez les multipares que chez les primipares.

Dans la thèse de Martin nous trouvons que 29,6 0/0 des albuminuriques accouchent prématurément.

Sur 47 cas d'albuminurie signalés à la clinique Baudelocque en 1890, il y a eu :

5 Accouchements de 6 à 7 mois ;
8 Accouchements de 7 à 8 mois ;
34 Accouchements de 8 à 9 mois.

Sur 50 cas d'éclampsie signalés par M. Varnier, il y a eu 17 accouchements prématurés :

2 à 6 mois ;
5 à 7 mois ;
5 à 7 mois 1/2 ;
5 à 8 mois.

Quant à l'avortement, il se produirait, d'après la thèse de Martin, dans la proportion de 6,7 0/0 des cas d'albuminurie.

D'après la statistique de Brion, les avortements mis sur le compte de l'albuminurie sont en moyenne de 16,36 0/0.

Sur 134 avortements signalés à la clinique Baudelocque de 1892 à 1894, nous en avons trouvé 14 attribués à l'albuminerie, soit une proportion de 10,45 0/0.

L'accouchement prématuré, comme l'avortement, peut faire cesser l'auto-intoxication gravidique ; lorsque l'avortément est fait dans de bonnes conditions, le danger est peu considérable ; il en va autrement quand il n'est pas surveillé.

Dans la thèse de Brion, nous trouvons une mortalité de 0,85 0/0 pour les avortements qui se sont faits à la clinique. Pour ceux qui se sont passés en ville, la mortalité s'élève à 27,5 0/0, tant du fait de l'hémorrhagie que de l'infection.

Eclampsie. — L'avortement est donc une sérieuse complication de l'albuminurie. Cependant, l'éclampsie a toujours été regardée comme une complication plus grave encore, comme le plus redoutable des accidents de la grossesse.

« Le pronostic de l'éclampsie, écrivait Mme Lachapelle, est généralement fâcheux parce qu'elle est fréquemment mortelle et que, d'après mes observations, le traitement le mieux entendu ne conserve guère que la moitié des malades ».

Mauriceau, sur 42 femmes ayant présenté des convulsions, avait eu 22 morts.

Pajot, 12 morts sur 26 cas.

Pour Cazeaux, la mortalité n'est plus que de un tiers, peut-être de un quart.

Dans sa thèse d'agrégation en 1872, Charpentier donnait les moyennes suivantes :

Mortalité chez éclamptiques traitées par saignée, 35 0/0 ;

Mortalité chez éclamptiques avec accouchement spontané ,24,51 0/0 ;

Mortalité chez éclamptiques avec accouchement artificiel, 35,76 0/0.

En 1891, dans la thèse de Dubost, cette mortalité est tombée à 16,51 0/0 grâce à l'emploi des anesthésiques, chloral et chloroforme, dans le traitement de l'éclampsie.

En 1893, Tarnier indiquait la mortalité moyenne de 25 0/0.

Trimble également donne cette proportion de 25 à 30 0/0 quand autrefois elle était, dit-il, de 50 à 75 0/0.

Sur 200 cas d'éclampsie, Olshausen a eu 50 morts dont 20 0/0 seulement imputables aux convultions.

Sur 325 cas, Lohlein a eu 62 morts dues à l'éclampsie elle-même, soit une proportion de 19, 38 0/0.

Sur 455 cas, Bidder a eu 79 morts, soit 17,3 0/0 et même, si l'on retranche les morts par complications, 10, 5 0/0 du fait de l'éclampsie.

Sur 79 cas observés par M. Pinard de 1883 à 1893 il y y a eu 66 guérisons; ce qui laisse une mortalité de 16,45 0/0.

Sur 53 cas observés à Lariboisière par M. Varnier il y a eu 7 morts, dont 3 par septicémie. D'où il résulte une mortalité totale de 13,20 0/0 et une mortalité expurgée de 7,54 0/0.

Wieger, cité par Varnier, a eu, sur 253 cas une mortalité, de 31,62 0/0.

Enfin, sur 37 cas signalés à la clinique Baudelocque de 1893 à 1896, nous trouvons une mortalité totale de 21,2 0/0. Or. Sur ces 37 cas, il y a eu 30 primipares et 7 multipares. Les multipares ayant eu une mortalité nulle, il reste, pour les primipares, une mortalité de 26.66 0/0.

Ces diverses statistiques, tout en nous montrant combien la mortalité a diminué dans l'éclampsie, nous disent assez quelle est encore sa gravité. Et maintenant, en présence d'une éclamptique, pouvons-nous trouver des éléments de pronostic dans les caractères de ses convulsions ou dans l'époque de la grossesse à laquelle elles apparaissent ?

« Plus les accès sont répétés ou rapprochés, plus ils sont prolongés et graves, plus aussi le coma dure à leur suite, plus il est opiniâtre et plus on doit craindre une terminaison funeste ». (Mme Lachapelle).

Olshausen, signalant combien il est parfois difficile d'établir le pronostic, donne aussi, comme particulièrement défavorable, le grand nombre des accès, leur intensité, leur succession rapide, l'élévation considérable de la température, la petitesse et la fréquence du pouls.

On s'accorde donc généralement à donner une mauvaise signification au grand nombre d'accès. Cependant, Pajot a vu, dans un cas qui ne fut pas mortel, se succéder plus de 100 accès ; d'autres fois la mort peut survenir après deux ou trois accès seulement.

D'autre part, « on peut dire, écrivait Mme Lachapelle, que les convulsions qui surviennent avant le terme naturel de la grossesse sont fâcheuses en ce qu'elles ont tous les dangers de l'avortement qu'elles déterminent, et que l'accouchement étant le meilleur moyen d'en arrêter les progrès, le travail plus long d'un accouchement prématuré leur permet de marcher plus inévitablement vers un terme fatal. » Et ailleurs : « La distension de l'utérus étant une des causes prédisposantes ou efficientes de l'éclampsie, il est évident : 1° que celle qui précède l'accouchement est toujours plus dangereuse que celle qui le suit.

2° Celle qui se montre avant le développement du travail est plus dangereuse que celle qui paraît pendant sa
durée, et principalement vers sa fin ».

Cazeaux pense que l'éclampsie est plus souvent funeste
quand elle vient après l'accouchement. Mme Lachapelle,
Pajot et Blot sont d'un avis contraire.

Dans une statistique de Wieger portant sur 253 cas, avec
une mortalité totale de 31,62 0/0, nous trouvons, pour les
cas venus avant l'accouchement, la proportion de 31,41 0/0
et pour les cas venus après, celle de 32,25 0/0.

Voici du reste les diverses moyennes que l'on peut
tirer des chiffres qu'il donne.

Eclamptiques avant le travail, mortalité 38,46 0/0
   —   au début du travail   —   25,49
   —   pendant le travail   —   30
   —   pendant l'expulsion   —   28
   —   après l'accouchement —   32,25

Pour établir le pronostic, on pourrait aussi se servir,
nous l'avons dit plus haut, de la connaissance de la toxicité
du sérum sanguin. Plus cette toxicité est grande, et plus
le pronostic de l'éclampsie doit être réservé.

Au pronostic de l'éclampsie se peut rattacher le pronostic des psychoses qui surviennent chez les albuminuriques, et surtout chez les éclamptiques.

Ces psychoses se rencontreraient six fois sur cent cas
d'éclampsie, d'après Olshausen. Ordinairement de courte
durée, elles peuvent quelquefois se prolonger, mais rare-
ment au-delà d'un mois.

Elles peuvent aussi aboutir à la démence.

III. *Pronostic éloigné*

Quel est maintenant le pronostic de l'avenir chez une multipare albuminurique? « Une femme albuminurique et même éclamptique lors d'une première grossesse n'est pas fatalement condamnée à l'être encore lors d'une grossesse ultérieure ». (Blandeau).

De même, chez une multipare albuminurique, si l'insuffisance a été de courte durée, la lésion pourra n'avoir été que passagère, et les accidents de toxémie pourront ne pas reparaître dans une grossesse ultérieure.

Si, au contraire, la lésion est définitivement installée, et nous avons dit combien, chez la multipare, il fallait redouter la néphrite chronique, le pronostic de la mère sera, dès lors, celui d'une brightique. Avec un traitement et une hygiène sévères, la lésion pourra rester latente, mais elle sera toujours un point d'appel à de nouvelles poussées. Si cette femme a une nouvelle grossesse, la lésion rénale sera réveillée, l'insuffisance rénale se fera sentir plus tôt que dans la grossesse précédente, la toxémie sera produite plus tôt, et plus tôt aussi éclateront ses divers accidents.

L'expulsion du fœtus en particulier se fera à une époque plus rapprochée du début de la grossesse, d'autant plus rapprochée, aux grossesses qui pourront suivre, que chacune d'elles trouvera la lésion organique, et, partant, l'insuffisance de l'organe plus accusées.

C'est là un fait intéressant à mettre en opposition avec ce qui se passe dans la syphilis.

Après un certain nombre d'avortements et d'accouchements prématurés, le fœtus syphilitique finit souvent, en l'absence de tout traitement, par arriver à terme ou près du terme.

Cette marche des grossesses successives, chez une multipare albuminurique, apparaît nettement dans nos observations XXII, XXIV et XXV.

IV. *Action du traitement sur le pronostic immédiat.*

En face de l'albuminurie et des redoutables accidents qui peuvent l'accompagner, nous ne sommes pas désarmés. Grâce au régime lacté, nous pouvons prévenir la toxémie, nous pouvons la guérir quand elle est produite, nous pouvons en tous cas la maintenir en des limites où elle n'est plus dangereuse.

L'éclampsie n'a jamais, suivant M. le professeur Tarnier, atteint une albuminurique soumise depuis huit jours au moins au régime lacté absolu ; mais, pour obtenir ce résultat, il faut que l'on soit « impitoyable », que l'on ne s'en tienne pas aux demi-mesures, que l'on impose le régime dans toute sa rigueur. Lorsqu'il est « abâtardi » par d'autres aliments, le régime lacté perd toute sa vertu.

Grâce au lait, les poisons seront éliminés et la perméabilité rénale rétablie. On allégera, d'ailleurs, le travail du rein en faisant fonctionner plus activement les autres émonctoires, la peau et le tube digestif.

Si la femme albuminurique se présente avec des prodromes d'éclampsie (céphalalgie, troubles de la vue, douleur épigastrique), on la mettra de suite au régime lacté, on lui donnera un purgatif, on la couvrira de flanelle, on la placera dans une chambre bien chauffée, on lui donnera du chloral et quelquefois l'on pourra voir ainsi disparaître tout symptôme alarmant.

Si, malgré tout, les convulsions ne sont pas évitées, alors on soumettra la femme aux inhalations de chloroforme.

Le traitement que nous venons d'indiquer est celui que nous avons vu appliquer à la clinique Baudelocque. Les chiffres que nous avons donnés nous disent sa valeur par rapport au pronostic.

En Allemagne on préfère les opiacés au chloral et au chloroforme.

La saignée a encore ses partisans; générale ou locale, elle semble indiquée surtout quand il y a anurie et qu'il importe de débarrasser au plus vite l'économie d'une partie de ses toxines; mais, pour éviter l'abaissement de la tension artérielle, il est bon de faire suivre la saignée d'une injection de sérum artificiel suivant la méthode de MM. Porak et Bernheim.

Quant au traitement obstétrical à employer dans l'éclampsie, il est de règle en France, en dépit des statistiques allemandes, de n'intervenir que de la manière suivante : le col étant dilaté ou dilatable et la femme bien conformée, on termine l'accouchement, dans l'intérêt de la mère aussi bien que de l'enfant, par le forceps ou la version, toutes les fois qu'on pourra le faire sans violence pour la mère. (Charpentier).

En Allemagne, on traite encore l'éclampsie par l'accouchement artificiel, par l'accouchement forcé même, avec des incisions profondes du col. Cette manière de faire n'est pas admise chez nous.

En 1893, à l'Académie de médecine, MM. Tarnier et Guéniot repoussèrent absolument l'accouchement provoqué, dans l'éclampsie. Toutefois, d'après M. le professeur Pinard, cette règle souffre quelques exceptions : « Quand chez une femme enceinte, primipare ou multipare, on a constaté l'existence d'une albuminurie grave (anasarque, troubles persistants de la vue, urémie gastro-intestinale, dyspnéique), et que sous l'influence du régime laché absolu continué pendant huit jours au moins, l'albumine ne diminue pas ou continue à faire des progrès, alors que tous les autres symptômes s'aggravent, on doit dans l'intérêt de la mère interrompre le cours de la grossesse. » Nous pouvons dire : quelquefois aussi dans l'intérêt de l'enfant. Quand la grossesse arrive au huitième mois, les conditions étant celles que nous venons de dire, le fœtus peut mourir à chaque instant par hémorrhagie placentaire ou par toxémie ; terminer la grossesse, c'est alors assurer son existence, comme c'est aussi, chez la mère, réaliser les conditions qui favorisent le mieux la cessation de la toxémie gravidique.

Les autres accidents de cette toxémie, seront évités ou combattus par des moyens appropriés.

Dans l'avortement, on préviendra l'infection par une asepsie sévère ; les hémorrhagies de la délivrance seront traitées par des injections intra-utérines à 48°, et, s'il en est besoin, on fera des injections de sérum artificiel. Si, avant l'expulsion de l'œuf, la femme présentait des signes d'hémorrhagie grave, interne ou externe, on provoquerait le travail à l'aide du ballon Champetier ; contre l'œdème vulvaire, on fera parfois des mouchetures.

V. — *Action du traitement sur le pronostic éloigné*

Par un régime convenable, on peut modifier le pronostic que nous avons porté pour l'avenir de la multipare albuminurique.

Tout d'abord, à cette femme on conseillera de suivre quelque temps encore, après la disparition de l'albumine, un régime alimentaire mixte. On lui dira les dangers qu'une nouvelle grossesse, surtout trop rapprochée, pourrait avoir pour elle. Si cette grossesse se produit quand même, la femme, suivant le conseil de M. Jaccoud, sera mise dès le début au régime mixte ; l'urine sera très souvent analysée, et, au moindre signe de toxémie, le régime lacté sera institué dans toute sa rigueur. Par ce moyen, la mère sera presque toujours sauvée. (Misrachi).

———

Chapitre iii

PRONOSTIC POUR L'ENFANT

———

Ce que nous avons dit des avortements et de l'accouchement prématuré chez les albuminuriques nous montre combien est précaire l'existence du fœtus dans l'utérus.

Sur 343 morts-nés, observés à la clinique Baudelocque, pendant les années 1891 à 1896, il y a eu 57 fœtus d'albuminuriques, parmi lesquelles 22 multipares. L'albuminurie a donc pour elle 16, 6 0/0 des cas de morts-nés.

De 1893 à 1896 aussi à la clinique Baudelocque, pour 37 cas d'éclampsie, la mortalité fœtale a été de :

1 p. 7   chez les multipares.

10 p. 32 chez les primipares.

Tarnier indiquait une mortalité de 46, 16 0/0 dans l'éclampsie ; Goldberg donne aussi la proportion de 47 0/0.

D'après Bidder, cette proportion n'est plus que de 30,9 0/0.

Sur 42 cas d'éclampsie, M. Varnier a observé 23 enfants morts-nés et 4 morts peu de temps après.

La mortalité varie suivant que les accès convulsifs éclatent avant, pendant ou après le travail. La statistique de Wieger, cité par Varnier, nous montre cette différence.

Sur 48 cas d'éclampsie observés avant le travail,   29 morts
— 49   —   au début du travail 21   —
— 15   —   pendant   —   8 —
— 22   —   pendant l'expulsion 3   —

Que faut-il attendre, pour le fœtus, du traitement de la toxémie gravidique ?

« Par le régime lacté, la mère est presque toujours sauvée, mais le traitement ne fait rien pour l'enfant ; la femme n'avorte pas mais elle accouche le plus souvent à terme d'un fœtus mort. On n'a donc rien gagné au change ». (Misrachi).

Ce pronostic pour l'enfant n'est-il pas un peu sombre ? Nous avons entendu M. le professeur Pinard raconter l'histoire d'une femme, dont les trois premières grossesses aboutirent à des accès éclamptiques et à la mort du fœtus, et chez laquelle, grâce au régime lacté, trois autres grossesses se terminèrent prématurément, il est vrai, mais à une époque où la viabilité du fœtus était assurée.

Dans la thèse de Germond, ne voyons-nous pas aussi que pour 25 enfants qui meurent chez les albuminuriques non soignés, il n'y en a que 3 chez les albuminuriques soignées ?

Si le fœtus d'une femme albuminurique arrive à terme ou près du terme, il est souvent maigre, chétif, véritable « fœtus-araignée ». Sur 163 de ces enfants d'albuminuriques, Gmulen en a noté :

46 qui pesaient plus de 3,000 gr.
62 — moins de 2,500 gr.
24 — moins de 2,000 gr,

Si à poids égal, le pronostic est meilleur pour un de ces fœtus-araignée que pour un prématuré, si le premier possède tous les organes essentiels à la vie, si ses poumons sont perméables et, partant, propres à la respiration aérienne alors que ceux d'un prématuré ne le sont peut-être pas encore, il n'en est pas moins vrai que ces organes, développés dans un milieu vicié, nourris par un sang intoxiqué comme est le sang d'une albuminurique, doivent être, eux aussi, chétifs, fragiles comme le petit être auquel ils appartiennent.

Il importe donc de placer ces enfants dans les meilleures conditions, de les aider à vivre. La couveuse, le gavage, le sérum de chien pourront rendre des services. Surtout, on ne privera pas l'enfant de sa nourriture naturelle, le lait de sa mère.

L'allaitement ne semble pas avoir une mauvaise influence sur l'albuminurie de la mère.

En ce qui concerne l'enfant, on a dit que le lait de la femme albuminurique contenait moins de substances albuminoïdes que normalement; que par conséquent il constituait un aliment de qualité inférieure. Cependant, si l'on s'en rapporte à la statistique de Gmulen, on trouve que les enfants de femmes albuminuriques nourris au sein maternel ont eu une augmentation moyenne de trente cinq grammes par jour pendant les dix premiers jours.

Quant à ceux de ces enfants qui naissent avant terme, ils sont, dans l'avenir, exposés aux mêmes dangers que tous les prématurés et particulièrement aux hernies ombilicales ou inguinales.

On a dit aussi que l'hérédité jouait un certain rôle dans l'étiologie des albuminuries, que les enfants d'albuminuriques étaient, de préférence aux autres enfants, des candidats aux lésions et aux accidents de néphrite. C'est un fait qui ne nous semble pas invraisemblable, étant données les lésions que l'on a constatées chez des enfants d'éclamptiques, particulièrement au niveau du foie et des reins.

OBSERVATIONS

Les observations qui suivent sont celles de femmes accouchées à la clinique Baudelocque pendant l'année 1896.

Observation I, n° 17. — La nommée Ernestine N..., 34 ans, blanchisseuse, VIII pare, entre à la salle de travail, le 3 janvier 1896, venant de l'Asile Michelet où elle se reposait depuis 7 jours.

Antécédents pathologiques nuls.

Six accouchements à terme.

La 4e grossesse s'est terminée par un avortement de 6 semaines en 1886.

Grossesse actuelle :

D. R. ?

H. U. 38 centimètres.

A travaillé jusqu'à son entrée à l'Asile Michelet où elle a été traitée comme albuminurique.

A l'entrée pas d'albumine.

Léger œdème des malléoles.

Auscultation fœtale nulle.

A l'entrée dilatation comme 2 fr.

Peu après la femme expulse un fœtus macéré pesant 2.400 gr.

La délivrance se fait immédiatement ; placenta 560 gr. Foyers hémorrhagiques.

La femme sort en bon état le 14 janvier.

Observation II, n° 1843. — La nommée Émilie A..., 35 ans, couturière, XIpare, entre au dortoir le 12 octobre.

A. P. Rougeole à 15 mois.

Grossesses antérieures : 9 accouchements normaux et à terme. Un avortement de 3 mois en 1894. Pour cette dernière grossesse père alcoolique.

Grossesse actuelle :

D. R. 10 à 21 janvier.

H. U. 34 centimètres.

L'examen de la femme ne signale rien de particulier.

L'examen des urines donne un gramme d'albumine par litre.

Régime lacté.

13 octobre 1 gram. d'albumine.

14 — traces —

15 — pas —

18 — — —

Le 22 octobre, après un travail de 7 h. 15, la femme expulse un fœtus du poids de 3.060 gr. Le placenta pèse 570 gr. et présente quelques foyers hémorrhagiques. La femme sort le 3 novembre 1896 en bon état, l'enfant pesant 3.100 gr.

Observation III, n° 544. — La nommée Eugénie D..., âgée de 23 ans, journalière, IIIpare, entre à la salle de travail le 30 mars 1896.

1er accouchement le 2 octobre 1890, à terme, spontané, sommet. Garçon nourri au biberon par sa grand'mère, bien portant.

2e accouchement 28 janvier 1893, à terme, spontané, sommet. Fille nourrie au biberon par sa grand'mère, bien portante.

Grossesse actuelle :

D. R. 17 au 20 juin.

H. U. 34 centimètres.

A travaillé pendant toute la grossesse. Troubles de la vue fréquents.

A l'entrée léger nuage d'albumine dans les urines.

Léger œdème des membres inférieurs.

Après un travail de 7 h. 20, la femme expulse un garçon pesant 3.400 gr.

La délivrance se fait spontanément 20 minutes après.

Placenta : 520 gr.

Pendant l'expulsion la femme accuse un violent mal de tête et des troubles de la vue. On lui donne du lait et 2 gr. de chloral.

Après la délivrance, un écoulement sanguin assez considérable se produit. On fait une injection intra-utérine très chaude.

Le 2 avril, 0,25 centig., d'albumine.

La femme sort le 9 avril en bon état. L'enfant pèse 3.480 gr.

Observation IV, n° 576. — La nommée Victorine D..., femme de chambre, 27 ans, II pare entre à la salle de travail le 5 avril.

A. H : mère morte cardiaque.

Antécédents pathologiques : fièvre muqueuse il y a 18 mois.

1er Accouchement en 1892, spontané et à terme.

Grossesse actuelle :

D. R. du — ? — au 20 juin.

H. U. 38 centimètres.

Pendant sa grossesse la femme a toujours travaillé.

Œdème des membres inférieurs, céphalalgie depuis le début.

Les urines, non examinées jusqu'alors, présentent, à son entrée, un peu d'albumine.

A l'examen on trouve un bruit de galop au cœur, œdème des membres inférieurs et de la paroi abdominale.

Le 6 avril, après un travail de 13 heures 50, elle expulse un fœtus pesant 3930 grammes.

Placenta : 570 gr. Délivrance normale.

Le 6 avril, la femme a un accès d'éclampsie ; on lui administre du chloroforme et du chloral.

La femme reprend connaissance peu de temps après, elle n'est plus agitée. On la transporte dans une chambre chaude, on lui donne une chemise de flanelle.

7 avril, 0,50 centigr. d'albumine.

9 —	traces	
10 —	pas	
11 —	traces	(Urines 800 gr.)
13 —	traces	

La femme sort le 15 avril en bon état. Le 5e jour l'enfant pèse 3880 grammes.

Observation V, n° 840. — La nommée Armandine P... 21 ans, domestique, II pare, entre au dortoir le 16 mai.

Dans ses antécédents, fièvre intermittente pendant la jeunesse.

1er Accouchement en janvier 1893, à terme, spontané, sommet, fille, mort en nourrice.

Grossesse actuelle :

D R. au commencement de décembre.

H. U. 28 centimètres.

La femme se repose depuis 2 mois. A son entrée la femme présente 2 gr. d'albumine.

Léger œdème des jambes.

Depuis 3 semaines elle a perdu à trois reprises différentes un peu de sang.

Le 17, après un travail de 2 heures, elle expulse trois fœtus de sexe féminin, vivants, pesant 580 gr., 550 gr. et 430 grammes.

20 minutes après l'expulsion des fœtus, une première masse placentaire, puis une seconde sont expulsées spontanément.

La femme sort le 2 juillet présentant 1 gr. d'albumine par litre.

Les trois enfants sont mortes quelques heures après leur naissance.

A partir du 19 juin la quantité d'urine a varié de 2 à 3 litres.

Observation VI, n° 961. — La nommée Euphrosine F..., 33 ans, employée dans une crèmerie, Vpare, entre au dortoir le 3 juin.

Comme antécédents pathologiques : anémie à 13 ans,

Grossesses antérieures :

1° Accouchement spontané et à terme en 1887 ;

2° Accouchement spontané et à terme en 1888 ;

3° Accouchement spontané à huit mois en 1890 ;

.4° Accouchement spontané et à terme en 1892. 18 jours après cet accouchement, la femme dut entrer à l'hôpital pour des accidents qu'elle ne peut préciser, mais qui semblent pouvoir se rapporter à des suites de couches anormales. ·

Grossesse actuelle :

D. R. Du 16 au 20 septembre.

H. U. 32 cent.

Cette femme a travaillé jusqu'à son entrée à la clinique. Elle aurait de l'œdème des membres inférieurs depuis le début de sa grossesse.

Ses urines, examinées le 19 mai, ne présentaient pas d'albumine. Le 3 juin, on en trouvait 2 gr. 25 cent. par litre.

Examen de la femme : A part l'œdème des membres supérieurs et un souffle systolique à la pointe, on ne signale rien d'intéressant chez cette femme.

Mise au régime lacté absolu dès son entrée au dortoir, la femme expulse le 6 juin, après un travail d'une heure 55 minutes, un fœtus pesant 2800 grammes.

La délivrance est faite par extraction simple, 35 minutes après l'expulsion du fœtus. Le placenta, du poids de 405 grammes, présente un noyau hémorrhagique.

Les suites de couches sont apyrétiques. L'albumine diminue dans les proportions suivantes :

7 juin,	2 gr.»
11 —	1, 50
14 —	0, 75
22 —	0, 30
25 —	0, 50

La femme sort le 27 juin.

L'enfant pèse alors 3280 grammes.

Observation VII, n° 1267. — La nommée Gilberte D..., couturière, IVpare, entre au dortoir, le 26 juin.

Comme antécédents pathologiques, elle signale une fièvre typhoïde à l'âge de 12 ans.

Les grossesses antérieures se sont terminées en 1888, 1893 et 1894, par des accouchements à huit mois.

Le premier enfant est vivant, les deux autres sont morts à 9 et 11 mois.

Grossesse actuelle :

        D. R. du 4 au 8 novembre.

        H. U. 35 centimètres.

La femme a travaillé jusqu'à son entrée. La grossesse a évolué normalement ; l'examen de la femme ne signale rien de particulier.

Les urines examinées pendant la grossesse ne contenaient pas d'albumine. Le 24 juillet, au moment de l'accouchement, on en trouve des traces.

Après un travail de trois heures 45 minutes, la femme expulse un fœtus du poids de 3480 grammes.

La délivrance se fait quelque temps après ; le placenta pèse 520 grammes.

Immédiatement après la délivrance, la femme éprouve un frisson très prolongé avec contracture des muscles de la face, agitation, douleur épigastrique.

Ces phénomènes disparaissent bientôt pour revenir deux heures après, plus intenses, avec cris, agitation, mouvements rapides des globes oculaires, délire.

On administre le chloroforme pendant 20 minutes, à doses modérées, et on donne du chloral. Une heure après, nouvelle apparition des symptômes précités ; on donne de nouveau le chloroforme pendant 15 minutes.

Quelques heures après, la femme quitte la salle de travail, calme, ayant pris 3 grammes de chloral.

Deux jours après, on ne trouvait que des traces d'albumine.

Suites de couches normales. La femme sort en bon état, le 8 août 1896.

13 jours après l'accouchement l'enfant pesait 3770 grammes.

Observation VIII, n° 1269. — La nommée Augustine P...,
22 ans, cuisinière, IIpare, entre au dortoir le 12 juillet.

Dans ses antécédents pathologiques, on trouve :

Variole à (?)

Fièvre typhoïde à 14 ans.

La première grossesse s'est terminée le 1er mai 1894 par un
accouchement normal. L'enfant pesait 3,100 gr.; le placenta,
350 gr.

Grossesse actuelle :

D. R. 25 octobre au 1er novembre.

H. U. (?)

La femme a travaillé jusqu'à son entrée au dortoir. Dès le début
de la grossesse, elle a présenté de l'œdème considérable des membres inférieurs, des crampes dans les jambes, des maux de tête
fréquents. Les urines n'ont pas été examinées avant le 12 juillet.
A ce moment, on trouve 6 grammes d'albumine par litre.

A l'examen de la femme, on note un bruit de galop au cœur, de
l'œdème léger aux membres inférieurs, assez considérable aux
grandes lèvres.

Dès son entrée au dortoir, la femme est mise au régime lacté.
Le soir même, elle a des vomissements.

Le lendemain matin, elle a un accès d'éclampsie, on donne du
chloroforme. La femme réveillée reste calme, on lui donne un purgatif et du chloral. Les vomissements sont fréquents ; alors, on fait
prendre deux lavements purgatifs ; on donne du képhyr glacé que
la femme digère bien.

Le 14 juillet, les urines ne présentent plus que 0 gr. 75 cg.
d'albumine. Jusqu'au moment de l'accouchement, cette albumine
reste dans la proportion de 0 gr. 50 cg. par litre.

Le 25 juillet, après un travail de deux heures, la femme expulse
un fœtus pesant 2,630 grammes.

La délivrance est normale. Le placenta pèse 340 grammes et
présente des noyaux hémorrhagiques anciens.

Voici la marche de l'albumine après l'accouchement.

Le 28 juillet, 0 gr. 50 d'albumine par litre.

Le 29   —   traces.

Le 30   —   traces.

Le 1er août (la femme mange) 0 gr. 30.

Le 4 août,   traces.

La femme sort le 6 août en bon état, mais les urines n'ayant pas été examinées à nouveau.

Le 13e jour, l'enfant pesait 2,920 gr.

Observation IX, n° 1277. — La nommée Marie E..., 19 ans, domestique, II pare, entre à la salle de travail le 26 juillet 1896, venant de l'Asile Michelet où elle se reposait depuis six semaines.

Dans ses antécédents, elle a : rhumatisme dans l'enfance.

Angine à 16 ans.

Un premier accouchement spontané et à terme en janvier 1893.

Grossesse actuelle :

D. R. Du 25 au 29 octobre.

Complications de la grossesse. Pendant les trois dernières semaines de la grossesse, elle a présenté de la périostite alvéolo-dentaire. Pendant son séjour à Michelet, on a constaté la présence de l'albumine dans ses urines et elle a été soumise au régime lacté du 14 au 25.

Au moment de l'accouchement, on en trouve encore un léger nuage.

L'examen général et obstétrical ne signale rien de particulier.

Après un travail de cinq heures, la femme expulse un fœtus de 2,690 grammes.

La délivrance se fait quelques miuutes après. Le placenta pèse 490 grammes, les membranes sont incomplètes.

Les suites de couches sont fébriles du premier au quatrième jour. La température tombe alors après un curetage.

La femme sort le 18 août en bon état. Le seizième jour, l'enfant pesait 2,980 grammes.

Observation X, n° 1336. — La nommée Irma C..., 37 ans, papetière, Vpare, entre à la salle de travail le 4 août 1896.

Comme antécédents pathologiques, elle signale une pneumonie en 1893.

Ses quatre grossesses antérieures se sont terminées en 1883, 1885, 1888, 1894, par des accouchements spontanés. Les 3 premiers enfants sont actuellement vivants, le 4ᵉ est mort après avoir eu de l'ophthalmie purulente.

Pendant la dernière grossesse la femme a eu de l'albumine et de l'œdème.

Grossesse octuelle :

D. R. du 16 au 28 décembre.

H. U. 32 centimètres.

La femme ne s'est pas reposée pendant sa grossesse.

Les urines présentent de l'albumine au moment de l'accouchement.

Age de la grossesse : commencement du 9ᵉ mois.

A l'examen, on trouve de l'œdème et des varices des membres inférieurs.

Le travail dure 14 heures.

Poids du fœtus   2.400 gr.

Poids du placenta   410   —

Mensuration des membranes 27 cent. sur 13.

Le 13 août la femme sort en bon état. L'enfant pèse alors 2.540 grammes.

Observation XI, n° 1366. — La nommée Marie L..., 33 ans, marchande de fleurs, II pare, entre à la salle de travail le 10 août 1896.

Dans ses antécédents pathologiques on trouve : rougeole, fièvre typhoïde, fluxion de poitrine.

En 1889 un premier accouchement spontané et à terme.

Grossesse actuelle :

D. R. du ? au 12 novembre.

H. U. 34 centimètres.

La femme ne s'est pas reposée pendant sa grossesse ; elle a eu des vomissements, de l'œdème des malléoles, des céphalées.

Au moment de l'accouchement on trouve de l'albumine dans les urines et, au cœur, un souffle au premier temps.

Après un travail de 9 heures et demie, la femme expulse un fœtus de 2.860 grammes.

La délivrance se fait normalement. Le placenta du poids de 420 gr. ne présente aucune altération.

Suites de couches apyrétiques. Le 12 août, traces d'albumine dans les urines ; la femme mange. Le 19 août, elle sort en bon état. Le fœtus ne pesait alors que 2.860 grammes.

Observation XII, n° 1557. — La nommée Marie L..., 26 ans, sans profession, IIIpare, entre au dortoir le 27 août 1896.

Dans ses antécédents pathologiques on trouve une rougeole à 10 ans.

Grossesses antérieures ;

1° Le 5 février 1892 accouchement à 7 mois 1/2. Garçon actuellement bien portant.

2° Le 13 novembre 1893 accouchement à 7 mois 1/2. Fille morte en naissant.

Aucun renseignement sur l'albumine pour ces deux grossesses.

Grossesse actuelle :

D. R. Du 20 au 24 novembre 1895.

H. U. 34 centimètres.

A son entrée présentation du siège. Version par manœuvres externes.

La femme présente 1 gr. d'albumine par litre. On la soumet au régime lacté.

28 août 1896	1 gramme albumine		
29 —	0, 75 centig.	—	
30 —	0, 75	—	—
31 —	0, 50	—	—
1 sept.	traces	—	
2 —	traces	—	
3 —	1 gramme	—	
4 —	0, 60 centig.	—	
5 —	0, 20	—	—
6 —	0, 20	—	—

7 sept. 1896 0, 20 cent. albumine.
8   —   1 gramme   —
9   —   1 gramme   —

Le 9 septembre, après un travail de 7 heures 1/2 la femme expulse un fœtus pesant 3.350 grammes.

La délivrance est faite par expression française 35 minutes après. Le placenta pèse 520 grammes.

La femme sort le 19 septembre, en bon état, l'enfant pesant alors 3.390 grammes.

Observation XIII, n° 1624. — La nommée Léontine P... 32 ans, sans profession, IV pare entre au dortoir le 10 septembre.

Comme antécédents pathologiques, on trouve : rougeole dans l'enfance.

3 Accouchements antérieurs spontanés et à terme.

Au cours de la grossesse actuelle, la femme a présenté de l'albuminurie (environ 1 gramme d'albumine par litre) qui a cédé au régime lacté suivi pendant 8 jours.

L'albumine reparaît à la fin de la grossesse. Le 14 septembre on en trouve 0 gr. 75 par livre.

Le 18 septembre accouchement à terme d'un fœtus pesant 4000 grammes.

Le placenta pèse 600 gr.ammes. La femme sort le 3 octobre en bon état. L'enfant pèse alors 4450 grammes.

Observation XIV, n° 1846. — La nommée Marie M... 27 ans, femme de chambre, entre à la salle de travail le 12 octobre 1896.

Dans ses antécédents héréditaires, sa mère et deux sœurs mortes tuberculeuses.

Antécédents pathologiques nuls.

En 1892 un accouchement spontané à terme.

Grossesse actuelle :

D. R. 24-28 décembre 1895.

H. V. 40 centimètres. Liquide abondant. La femme se repose depuis trois semaines à l'asile Michelet. Pendant son séjour on a constaté de l'albumine dans les urines. Elle a été mise au régime lacté pendant 4 jours.

Au moment de l'accouchement pas d'albumine.

L'examen général et obstétrical ne signale rien autre chose que l'abondance du liquide.

Après un travail de 4 h. 55 elle expulse un fœtus pesant 3400 gr.

Placenta : 550 grammes, sans altérations.

Le 31 octobre la femme sort en bon état, l'enfant pesant 3.380 gr.

Observation XV, n° 1879. — La nommée Alphonsine V...,
32 ans, journalière, IVpare, entre à la salle de travail, le 37 octobre 1896, venant de l'Asile Michelet, où elle s'est reposée pendant quinze jours.

Grossesses antérieures : Trois accouchements normaux spontanés et à termes, en 1887, 1889, 1891.

Grossesse actuelle :

D. R. Du 15 au 18 janvier.

H. U. (?)

Albuminurie ; régime lacté depuis cinq jours.

Après un travail de six heures 10 minutes, elle expulse un fœtus, pesant 2910 grammes.

Délivrance normale. Le placenta pèse 375 grammes.

Le 5 novembre, la femme sort en bon état. L'enfant pèse alors 3,050 grammes.

Observation XVI, n° 1908 — La nommée Eugénie D...,
35 ans, journalière, IV pare, entre à la salle de travail le 30 octobre 1896.

Antécédents pathologiques : rougeole à 6 ans. Anémie.

Grossesses antérieures. Trois accouchements normaux, 1883, 1890, 1891.

Grossesse actuelle :

D. R. Du 6-10 janvier 1896.

H. U. 35 centimètres.

Pendant sa grossesse, la femme n'a fait que son ménage.

Elle est envoyée à la clinique, par une sage-femme de la ville,

4

parce qu'elle présente de la céphalalgie et beaucoup d'albumine depuis huit jours.

Au moment de l'accouchement, on trouve 3 gr. 50 d'albumine par litre.

L'examen montre un œdème considérable des membres inférieurs, œdème sus-pubien et vulvaire.

Durée du travail ?

Durée de la période de dilatation : 10 heures.

Après une période d'expulsion de cinq heures 25, elle expulse un fœtus pesant 3510 grammes ; le placenta pèse 640 grammes.

Pendant toute la journée, la femme s'est plaint de maux de tête, de douleurs épigastriques,

Quatre heures après l'accouchement, un accès d'éclampsie se déclare.

Les convulsions durent 2 à 3 minutes. On administre du chloroforme et 2 grammes de chloral.

Le 2 novembre nouvel accès.

Le 3   —   2 gr. d'albumine, 1 litre 1/2 d'urine.

Le 4   —   pas   —   2 litres d'urine.

Le 5   —.   pas   —   2 litres.

La femme sort le 14 novembre en bon état ; l'enfant pèse 3880 grammes le dixième jour.

Observation XVII, n° 1925. — La nommée Marie R..., 30 ans, journalière, II pare, entre à la salle de travail, le 4 novembre, venant de l'Asile Michelet, où elle se reposait depuis trois semaines.

Antécédents pathologiques : rougeole à dix ans.

Premier accouchement normal le 27 février 1893.

Grossesse actuelle :

D. R. 18-20 février,

H. U. 34 centimètres.

La femme est au régime lacté depuis cinq jours, pour albuminurie. A l'examen on trouve de l'œdème des membres inférieurs.

Après un travail de   heures, la femme expulse un fœtus pesant 3220 grammes.

Placenta : 570 grammes, présente des foyers hémorrhagiques anciens.

Le 6 novembre	50 centigrammes d'albumine.	
Le 7 —	traces	—
Le 8 —	traces	—
Le 9 —	traces	—

La femme sort le 14 novembre, en bon état, l'enfant pesant 3500 grammes.

Observation XVIII, n° 1938. — La nommée Camille. L..., 28 ans, ménagère, IIpare, entre au dortoir le 21 octobre 1896.

Blennorrhagie, en 1892.

1er accouchement à 8 mois, le 12 août 1892, spontané, enfant nourri au biberon par sa grand'mère, mort à 5 mois.

Grossesse actuelle :

D. R. Du 12 au 4 février.

H. U. 29 centimètres.

A son entrée, la femme n'accuse qu'une douleur localisée au front: ni albumine, ni œdème, ni douleur épigastrique.

Le 24 octobre, pas d'albumine.

Dans la nuit du 25 au 26, douleurs de tête, pas d'albumine.

Le 26, au matin, un accès d'éclampsie suivi bientôt de trois autres.

La femme a repris connaissance quand le personnel officiel du service arrive près d'elle.

Le soir, nouvel accès. A ce moment, les urines présentent une grande quantité d'albumine.

Le 7 novembre, après 1 heure 25 de travail, elle expulse un fœtus pesant 2.750 grammes.

Le placenta pèse 480 grammes, et présente quelques foyers hémorrhagiques anciens, et deux foyers récents.

Depuis le 27 octobre, la femme n'a plus d'albumine dans ses urines.

A partir du 15 novembre, régime alimentaire ordinaire. Léger **nuage d'albumine.**

Sort le 17 novembre en bon état.

Le neuvième jour l'enfant pesait 2.770 grammes.

Observation XIX, n° 1.969. — La nommée G. J..., 33 ans, couturière, VI pare, entre à la salle de travail le 12 novembre 1896.

Antécédents nuls.

Grossesses antérieures : 4 accouchements spontanés et à terme.

5e accouchement le 15 juin 1895, à 8 mois, fœtus macéré. Cette grossesse a été plus pénible que les précédentes.

Vomissements jusqu'au sixième mois.

Céphalalgie frontale, fréquente pendant toute la grossesse. Douleurs épigastriques assez accusées depuis le deuxième mois. Pas d'albumine.

Elle ne sent plus remuer depuis quatre jours. Depuis le mois d'octobre 1894, elle habite un logement humide.

Le fœtus macéré pèse 2.180 grammes.

Placenta : 420 grammes, présente des foyers hémorrhagiques nombreux, punctiformes.

Grossesse actuelle :

D. R... Du 11 au 14 mars.

H. U... (Femme arrivée à la dilatation complète.)

Elle ne sent plus remuer depuis quatre jours.

Expulsion d'un fœtus macéré pesant 2.520 grammes.

Le placenta (520 gr.) présente des sillons très profonds.

La femme sort le 21 novembre en bon état.

Après l'accouchement, les urines avaient présenté un léger nuage d'albumine.

Les deux dernières grossesses ne sont pas du même père que les précédentes.

Observation XX, n° 2.045. — La nommée Léontine B..., 24 ans, ménagère, IIIpare, entre à la salle de travail le 24 novembre.

Antécédents pathologiques. Née à sept mois et demi.

Métrite hémorrhagique en 1893, à la suite d'un avortement. Curetage deux mois après.

Grossesses antérieures : 1° en octobre 1893, avortement de six semaines.

2° Le 28 octobre 1894, accouchement spontané à terme.

Grossesse actuelle :

D. R. 11-14 avril.

H. U. 24 centimètres.

La femme se repose depuis huit jours.

Le 18, elle a été prise de douleurs dans le ventre. Elle se met au lit ; les douleurs cessent pour revenir le 22. Depuis le 18, elle ne sent plus remuer le fœtus.

Du 22 au 23, pendant la nuit, elle éprouve un grand mal de tête. Troubles de la vue, gonflement des paupières.

A son entrée, l'urine examinée présente un léger nuage d'albumine.

A l'examen de la femme, on ne perçoit pas les bruits du cœur fœtal. L'utérus a une consistance normale.

Le 24, à midi, la femme entre à la salle du travail avec une dilatation de 2 fr.

Douleurs subintrantes, auscultation fœtale nulle.

A 1 heure 35' du soir, sans que la dilatation soit complète, expulsion d'un fœtus macéré pesant 1,810 grammes.

Le placenta est expulsé quelques minutes après, et l'on voit immédiatement sortir du vagin des caillots noirâtres.

Le placenta examiné présente une dépression large comme une paume de main, assez profonde, dans laquelle on peut faire rentrer les caillots.

Placenta : 380 gr. Caillots, 120 gr.

Le 4 novembre, la femme présente quelques traces d'albuminine, elle sort le 5 en bon état.

Observation] XXI, n° 2071. — La nommée Léontine C..., 22 ans, ménagère. IIpare, entre au dortoir le 26 octobre 1896.

Antécédents héréditaires : Grossesses gémellaires dans sa famille. Antécédents personnels : érysipèle de la face en 1894.

Premier-accouchement, 1891, normal. Garçon mort à deux mois et demi ; la mère le mettait en garde pendant son travail.

Grossesse actuelle :

D. R. Du 27 février au 3 mars.

H. U. 30 centimètres.

Se reposait depuis six mois chez elle pour œdème des membres inférieurs.

Il y a cinq mois et demi, elle aurait consulté à l'Hôtel-Dieu. Les urines n'auraient pas été examinées ; on lui aurait défendu de marcher.

A l'examen, on trouve l'œdème considérable ; les bruits du cœur s'entendent à gauche.

Le 27 octobre, la femme a 3 gr. d'albumine. On la met au régime lacté et l'albumine reste en quantité notable jusqu'à l'accouchement.

Le 28 novembre, début du travail. Rupture artificielle des membranes, la dilatation semblant complète, la poche faisant hernie.

Liquide amniotique chocolaté.

Après un travail de 4 h. 10, extraction d'un premier fœtus en S. P. du poids de 1,530 gr., vivant.

La délivrance se fait spontanément quelques minutes après.

Immédiatement après, un second fœtus macéré se présente, il est également extrait (siège) ; poids, 600 grammes.

Le second placenta se présente ensuite, pesant 400 grammes.

Sur la face fœtale de ce second placenta, très épais, se trouve un hématome sous-chorial gros comme un œuf de poule.

Le premier fœtus meurt le cinquième jour, pesant 1,400 gr.

2 décembre, 0 gr. 50 centig. albumine.

4	—	0	30	—	—
6	—	0	25	—	—
7	—	0	20	—	—
8	—	traces.			
9	—	—			
10	—	—			

La femme sort le 12 novembre en bon état.

Observation XXII, n° 2075. — La nommée Eugénie B...,
30 ans, cuisinière, VIIpare, entre au dortoir le 23 octobre.

Antécédents héréditaires : parents morts phtisiques.

Antécédents personnels : pneumonie à 22 ans.

Grossesses antérieures :

Premier accouchement 1884. Spontané, à terme. Albumine et
chorée pendant la grossesse.

Deuxième accouchement 1885, à terme spontané. Eclampsie après
l'accouchement pendant trois jours.

En 1886 avortement de deux mois.

En 1891 accouchement de sept mois et demi, enfant vivant.

En 1895 accouchement à huit mois d'un fœtus macéré.

Grossesse actuelle :

D. R. : ?

M. A. fin août.

H. U. 20 centimètres.

Cette femme a travaillé jusqu'à son entrée à la clinique. A l'examen on ne trouve rien de particulier.

L'enfant est vivant.

Les urines contiennent 6 gr. d'albumine par litre.

Entrée à la salle de travail le 29 novembre, à la dilatation complète, membranes intactes.

On laisse pousser la femme dans l'espoir qu'elle expulsera l'œuf
entier ; les membranes se rompent. Le siège s'engage, et se dégage
en S. P. Le tronc se dégage ensuite spontanément ; quelques
minutes après la tête est expulsée par les seuls efforts de la
nature.

La période d'expulsion a duré une heure 15 minutes.

Deux minutes après, délivrance spontanée.

Le fœtus, macéré, pèse 570 grammes.

Le placenta pèse 120 grammes, et présente des foyers hémorrhagiques anciens.

La femme sort le 11 décembre en bon état.

Marche de l'albuminurie :

24 octobre		6 grammes albumine.		
25	—	4	—	—
26	—	3	—	—
27	—	2	—	—
28	—	3	—	—
29	—	3	—	—
31	—	3 5	—	—
1 nov.		2	—	—
2	—	3 5	—	—
3	—	4	—	—
4	—	2	—	—

Le 4 novembre. Montée laiteuse. Auscultation fœtale nulle.

5	—	2	—	—
6	—	0 75	—	—
7	—	0 75	—	—
8	—	0 75	—	—
9	—	1 25	—	—
10	—	1 25	—	—
11 12	—	0 75	—	—
13	—	1	—	—

Observation XXIII, N° 2003. — La nommée Sarah B... 31 ans, fleuriste, III pare est accouchée le 8 novembre 1897. Le travail a duré 2 heures 45 minutes.

Poids de l'enfant 3.680 gr.

Poids du placenta 600 gr.

Tout a été régulier dans la grossesse et dans le travail.

Comme antécédents on trouve chez cette femme :

Variole à 4 ans.

Fièvre typhoïde à 11 ans.

Fièvres intermittentes.

Douleurs articulaires à 24 ans.

Grossesses antérieures :

1° Le 1er avril 1892, accouchement spontané et à terme d'un garçon nourri au lait de chèvre à la campagne, actuellement bien portant.

2° Le 1er janvier 1894 (Obs. 1) accouchée à Baudelocque d'un fœtus de 2.930 gr. nourri au sein pendant 2 mois, puis au biberon par la mère, actuellement bien portant.

A cette seconde grossesse la femme a eu de l'albumine dans les urines pendant le dernier mois.

Elle a été soumise au régime lacté pendant 9 jours. L'albumine a disparu 3 jours après.

Observation XXIV, N° 322. — La nommée Claire T. 30 ans, sans profession, III pare, entre au dortoir le 20 février 1896.

Antédédents héréditaires : Mère morte de la poitrine.
Antécédents pathologiques nuls.

En septembre 1889 avortement de 5 mois, fœtus mort. L'albumine fut constatée dans les urines. Après l'accouchement, 8 accès d'éclampsie.

En mai 1890 avortement de 4 mois, fœtus mort, violents accès convulsifs à la suite desquels la femme aurait eu des troubles de sensibilité dans le bras gauche.

Grossesse actuelle :
  D. R.   3 au 6 juillet 1895.
  M. A. 23 novembre.
  H. U. 25 centimètres
Age de la grossesse : 6e mois.
Pendant sa grossesse n'a fait que son ménage.
Depuis le 23 novembre régime lacté partiel, le médecin ayant constaté une notable quantité d'albumine dans les urines.
Depuis 10 jours elle ne sent plus remuer le fœtus.
A l'examen on trouve un œdème généralisé, surtout accusé aux paupières et aux grandes lèvres.
Tension de la paroi exagérée.
Auscultation fœtale nulle.
Le 26 février après un travail de 3 h. 45, on extrait un fœtus qui se présente par le siège.
Le fœtus macéré pèse 1.320 grammes.

La délivrance se fait une heure après. Placenta du poids de 310 gr., farci de noyaux hémorrhagiques anciens.

Le 27 février cette femme déraisonne et voit des fleurs partout.

Dans la nuit du 28 au 29 elle voit des hommes qui veulent l'assassiner, jette des cris perçants et veut se lever pour se soustraire aux menaces et aux insultes qu'elle entend.

1er mars. On est obligé de lui mettre la camisole de force, trois hommes ne suffisant pas à la tenir. On lui donne deux pilules d'opium de 0, 05 centig. en 24 heures. Rien ne la calme. Dans la nuit elle dort un peu après avoir pris 4 gr. de chloral.

Le 2 mars, M. Bouffe de Saint-Blaise, chef de clinique, l'interroge. Elle donnedes renseignements très exacts sur son passé, mais elle divague et dit des incohérences aussitôt qu'on quitte ce passé.

Plus calme dans la journée, elle a des idées plus nettes, mais elle se plaint d'un violent mal de tête et de courbature générale.

Le 3 mars son intelligence est complètement revenue. Elle sort le 29 mars ; les urines contiennent une très petite quantité d'albumine.

28 février, albumine 0 gr. 75, urine 2 litres.

4 mars,	—	2 gr.,	2	—
5 —	—	2 gr.,	1	—
6 mars, 1 gr. 75 albumine.			Urines	1.790 gr.
8 —	1 gr.	—	—	2.000 —
9 —	0 gr. 75	—	—	2.270 —
10 —	1 gr.	—	—	3.050 —
11 —	0 gr. 75	—	—	3.080 —
12 —	1 gr.	—	—	2.500 —
13 —	1 gr.	—	—	1.680 —
14 —	0 gr. 75	—	—	2.280 —
15 —	0 gr. 75	—	—	1.800 —
16 —	0 gr. 75	—	—	3.400 —
17 —	0 gr. 75	—	—	2.800 —
18 —	0 gr. 25	—	—	3.200 —

19	—	0 gr. 50	albumine	urines	3.000 —
20, 21, 22	—	0 gr. 75	—	—	3.000 —
23	—	0 gr. 75	—	—	1.500 —
25, 26	—	0 gr. 50	—		
28	—	0 gr. 40	—		

Observation. XXV, n° 1555 *bis*. — La nommée Sidonie P...,
infirmière IIIpare, entre au dortoir, le 7 septembre 1896.

Premier accouchement, 13 mars 1894, accouchement prématuré
(8 mois), d'un fœtus macéré. Curettage quinze jours après. Les
urines n'ont pas été examinées au cours de la grossesse. Renseignements très vagues. Elle n'accuse que quelques troubles oculaires
au début de la grosesse.

Deuxième accouchement. Elle entre au dortoir le 21 novembre 1895. (Clinique Baudeloque, observation n° 1845).

A son entrée :

H. U. 20 centimètres.

Pendant la grossesse, elle a eu des céphalées violentes et intermittentes. Douleurs épigastriques. Œdème peu accusé. Légère
bouffissure de la face.

A son entrée on ne peut recueillir d'urine, mais devant l'agitation
que présente la femme, on la met dans une chambre chauffée, on lui
donne 10 grammes d'eau-de-vie allemande, on la couvre de flanelle ;
régime lacté.

Le 22 au matin, agitation plus considérable ; céphalalgie frontale
intense ; ne peut plus distinguer aucun objet. Elle vomit son lait.
On donne du chloral en potion : elle le vomit !

On donne un lavement contenant 4 grammes de chloral : elle ne
le garde pas !

M. le professeur Pinard, conseille de donner du képhir et du chloral, un bain d'une heure à 38°, une injection de 300 grammes de
sérum artificiel.

A deux heures et demie du soir, la femme devient plus agitée,
elle perd connaissance, le pouls est à 130.

Le soir à six heures, température 38° 2, pouls 128. On obtient une petite quantité d'urine, qui se prend en masse par la chaleur.

Six ventouses scarifiées sont appliquées à la région lombaire et donnent 90 grammes de sang.

A neuf heures quinze, avec anesthésie, on introduit le ballon Champetier, moyen modèle contenant 140 grammes de liquide. Pendant l'introduction les membranes se rompent et un liquide normal s'écoule.

Les bruits du cœur fœtal ne sont plus entendus pendant la nuit. La malade très agitée pousse des cris ; on lui fait prendre du chloral et du képhir.

Le 23, à huit heures 55 du matin, le ballon est expulsé.

Immédiatement après, on voit arriver à la vulve le cordon, puis la tête. Le fœtus est expulsé mort, à neuf heures cinq.

Au bout d'une heure, la femme s'agite et perd de nouveau connaissance.

La période de délivrance se prolonge, mais la femme ne perd pas.

A une heure du soir, délivrance artificielle sous le chloroforme ; injection intra-utérine chaude. Il se produit uu écoulement sanguin continu qui ne s'arrête qu'après une longue injection intra-utérine très chaude. Tamponnement lâche du vagin à la gaze iodoformée.

24 novembre, 5 grammes albumine. La femme reprend connaissance. Calme, douleurs de tête moins violentes.

25 novembre,	8 grammes	albumine
26 —	2 —	—
27 —	0, 25	—
28 —	0, 25	—
30 —	traces	—
1 déc.	traces	—
2 —	plus.	—

Le fœtus pesait 890 grammes, le placenta 140 grammes.

Grossesse actuelle :

D. R. Fin février, commencement de Mars.

H. U. 24 centimètres.

Les urines examinées à Necker contenaient 4 grammes d'albumine.

La femme a travaillé et mangé jusqu'à son entrée.

Elle se plaint de céphalalgie, douleurs épigastriques, dyspnée ; vomissements.

Elle est mise au dortoir, couverte de flanelle, reçoit un purgatif prend du lait et du chloral.

Elle continue à vomir.

Le 8 septembre, à deux heures de l'après midi, elle est brusquement prise de délire, récite des prières, pousse des cris.

Transportée à l'isolement, elle reçoit un lavement purgatif.

L'agitation augmente, et plusieurs personnes parviennent à peine à la maintenir dans son lit.

Elle reçoit successivement deux lavements chloralés ; elle les rejette.

A cinq heures, accès d'éclampsie. Inhalations de chloroforme. Après l'accès, température 38° 8; pouls 116.

L'agitation persistant on continue le chloroforme.

Impossible de faire boire. On donne encore trois lavements chloralés : le dernier seul est toléré. La femme urine abondamment dans son lit ; sa peau fonctionne.

A minuit température 38°. Pouls 138. A cinq heures, 39° pouls 140.

Le 9 septembre à midi, M. Bouffe de Saint-Blaise fait une saignée. Il n'obtient que quelques gouttes de sang.

On injecte 250 grammes de sérum.

La malade succombe à midi 45, le 9 septembre 1896.

CONCLUSIONS

I. L'albuminurie survenant pour la première fois chez une multipare, quelles que soient sa durée et l'époque de la gestation à laquelle elle apparaisse, présente, au cours de la grossesse, la même gravité que celle qui se produit chez les multipares déjà albuminuriqnes, ou chez les primipares.

II. Lorsque cette albuminurie est précoce, et surtout lorsqu'elle est persistante, le pronostic est particulièrement grave pour l'avenir.

III. En l'absence de traitement, l'affection ne saurait que s'aggraver, et cette aggravation se traduira, dans les grossesses ultérieures, par de nouveaux accidents de plus en plus rapprochés du début de la grossesse.

IV. Le terme de la grossesse, en particulier, se rapprochera de plus en plus de son début, et l'enfant, par conséquent, aura chaque fois moins de chances de vivre.

V. Le traitement permettra souvent de prévenir ces accidents et, en tout cas, d'en diminuer la gravité.

VI. Le pronostic immédiat, pour les enfants nés à terme ou près du terme de femmes albuminuriques, ne semble pas plus sombre que pour les autres enfants.

INDEX BIBLIOGRAPHIQUE

Arnozan. — Congrès français de médecine. Nancy. *Bulletin médical*. Août 1896.

Brion. — Thèse de Paris, 1892.

Blandeau. — Thèse de Paris, 1897.

Charpentier. — *Bulletin de l'Académie de Médecine*. Janvier 1893.

Dujardin-Beaumetz. — *Bulletin de l'Académie de Médecine*. Juin 1893.

Gamulin. — Thèse de Paris, 1896.

Gaucher. — *Revue de Médecine*. Novembre 1888.

Germond. — Thèse de Paris. 1893.

Jaccoud. — *Bulletin de l'Académie de Médecine*, 1893. — Leçons cliniques de la Pitié. — Dictionnaire.

Lenief. — Thèse de Paris, 1893.

Porak et Berheim. — Congrès obstétrical de France, 1893.

Martin. — Thèse de Paris, 1896.

Marduel. — *Société obstétricale de France*, 11 avril 1894.

Misrachi. — *Nouvelles Archives d'obstétrique et de tocologie*, 1895.

Pinard. — *Bulletin de l'Académie de Médecine*. 1893.

Ribemont-Dessaignes et Lepage. — *Précis d'obstétrique*.

Senlecq. — Thèse de Paris, 1896.

Talamon. — Congrès français de Médecine, Nancy. *Bulletin médical*, Août 1896.

Tarnier. — *Bulletin de l'Académie de Médecine*, 1893.

Varnier. — *Revue pratique d'obstétrique et de pédiâtrie*, 1888.

Pour les travaux étrangers, nous nous sommes servi des compte-rendus à nous fournis par la Revue de M. Hayem.

TABLE DES MATIÈRES

Le Mans. — Imp. Ed. Monnoyer, 12, Place des Jacobins.

www.ingramcontent.com/pod-product-compliance
Ingram Content Group UK Ltd.
Pitfield, Milton Keynes, MK11 3LW, UK
UKHW022123170726
13837UKWH00003B/1317